眼筋ゆるめて視力回復
かんたん眼の体操

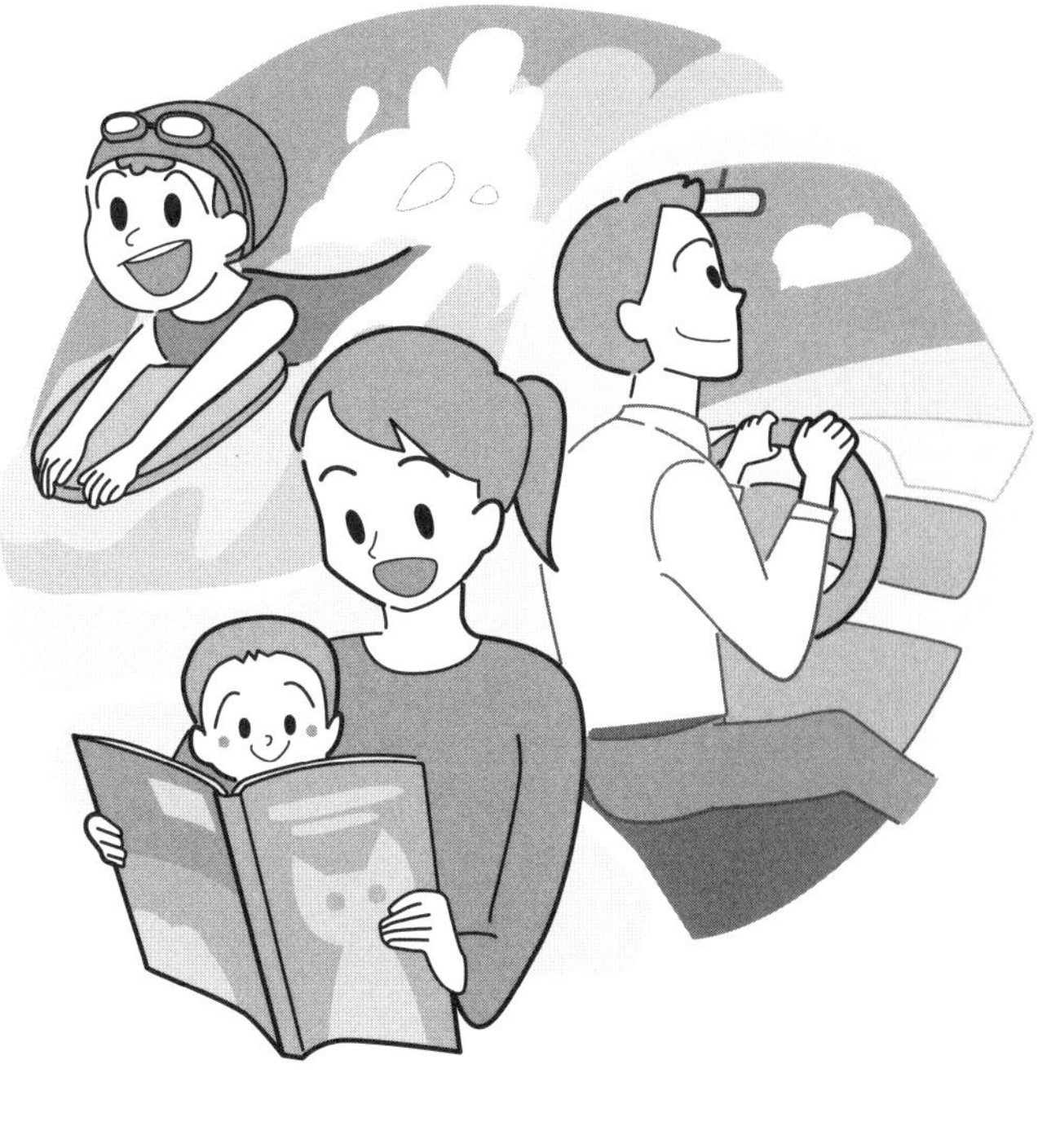

磯貝守夫
ISOGAI Morio

文芸社

contents

まえがき ④
Ⅰ 私の視力の歴史 ⑦
・学校時代 ⑧
・社会人時代 ⑩
Ⅱ 眼の訓練方法 ⑬
・視力回復訓練法 ⑭
・視力表の活用 ⑯
・視力回復訓練法の説明 ⑱
Ⅲ 訓練するときの注意点 ㉟
あとがき ㊷

まえがき

普通の視力は、環境によって良くなったり、
悪くなったりするものである。

近くを見すぎると、視力が悪くなったりする。
また、遠い所を見たりすると、良くなったりする。

良い状態の視力を維持するためには、
これから述べる方法を、毎日、続けるか、
週に二～三回訓練をすることが求められる。
一生、続けて行えば
生活に困らない視力を維持できます。

眼球は、六つの筋肉によって動かされている。
（次頁イラスト参照）
直筋は、
内直筋、外直筋、上直筋、下直筋である。
斜筋は、
上斜筋、下斜筋である。

この六つの筋肉の緊張を緩和すれば、
視力が正常に近づいてくるものである。

これはベイツ博士*の眼筋説を実証したものである。
みなさんにもお薦めする次第である。

＊ウィリアム・ベイツ（1860～1931年）
アメリカ合衆国の医師。視力回復法「ベイツ・メソッド」を開発。

6つの眼筋（左の眼球）

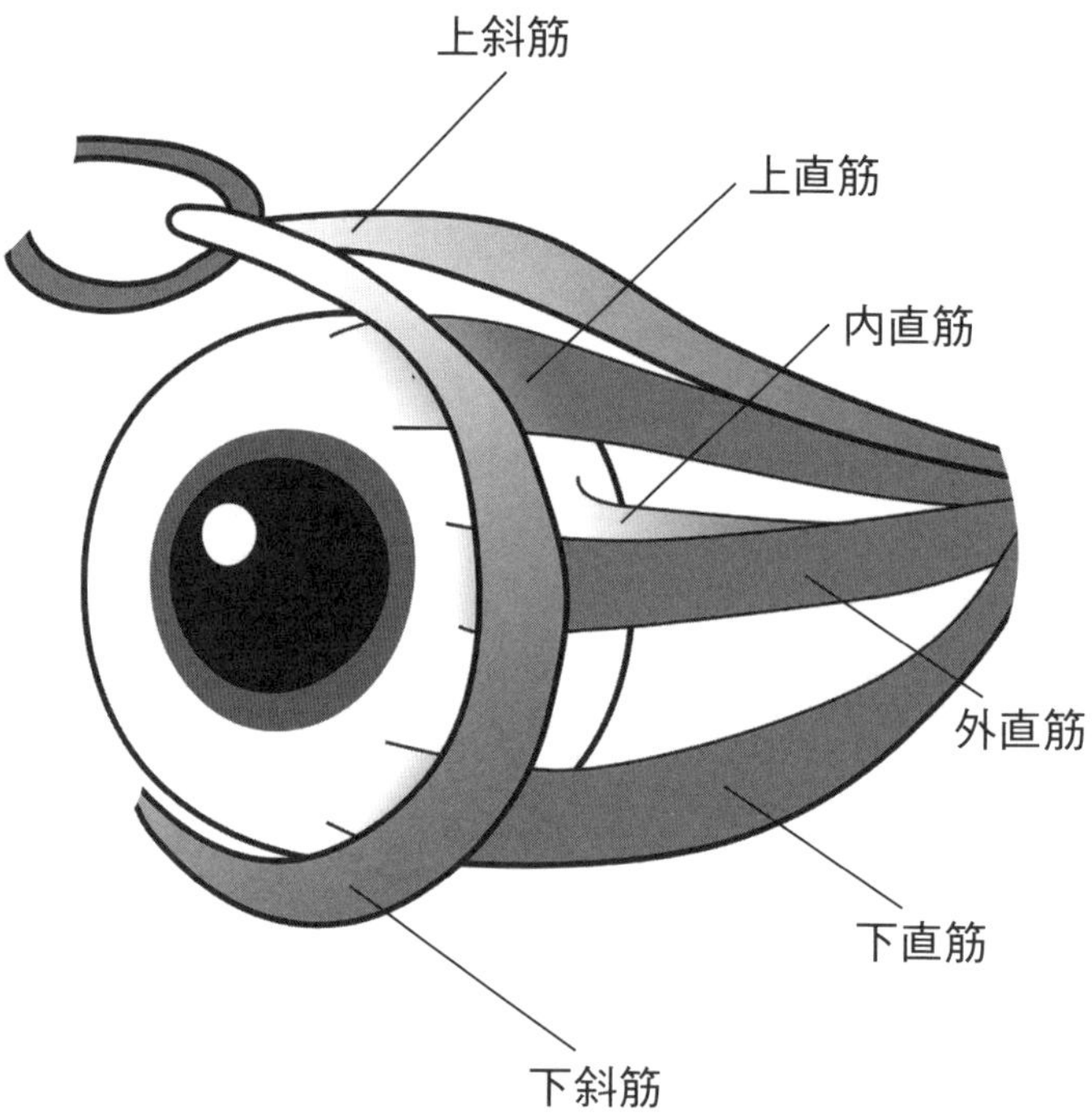

●6つの眼筋の緊張を緩和することが、
視力回復につながる

I

私の視力の歴史

学校時代

家の近くに小高い山があり、笹が繁っていて、これを滑り台にしてよく遊んだものである。また、遠くまで見渡せたので視力も良かった。

小学校六年生の視力検査で一番下の記号が見えたものである。

中学校時代は、電車に乗って一時間くらいかかる学校に通っていた。まだ、身長が伸びず、満員電車で、大人の背を見て通ったので、視力が落ちてきてしまった。

だが、中学と高校は、学校が高台にあって、遠くを見渡せたので、あんまり、ひどくはならなかった。

❶ 私の視力の歴史

高校時代になると、遅くまで勉強したり、また、大学受験の準備をしたりして、視力が落ちてきたので、学校の黒板の字を見るときにはメガネを掛けていた。授業が終わるとメガネを外していたので、視力がもとに戻って悪くはならなかった。

高校三年生のとき、視力が悪くなってきたと思ったので、メガネを掛けてしまった。

大学に入って、一年くらいで視界が曇ってしまって、メガネを掛けないと周りがぼやけてしまった。メガネの掛けっぱなしでは、視力がもとに戻らなくなってしまった。

また、大学時代にメガネの度数を二回くらい強くしてしまった。

社会人時代

社会人になると、これ以上、強い度数にしないように、メガネ屋さんに頼んで、同じ度数のメガネを拵えてもらった。

三十歳の頃、メガネを掛けているのが億劫になってきたので、メガネを外してしまいたいと思い、本を読んで研究し、これならいけると思って、会社を辞めてしまった。

始めは、うまくいかず、試行錯誤をしながら、今の視力表に辿り着いた。

一日、四～五時間くらいかけて、日の当たる場所の公園に行き、訓練をしたものである。

五つの視力回復訓練と、横振りと視力表を見る訓練を何回も繰り返した。

三～四カ月ぐらい経ったとき、曇っていた所に小さな光が見えてきた。その光が、どんどん広がって景色になって見えてきた。

完全に曇りがなくなって、正常な視力を戻せた。視力といっても、0.3～0.4ぐらいではなかったかと思います。

高校三年生から三十歳くらいまで、メガネを掛けていたので、眼筋が相当に緊張していて、眼筋の緊張を緩和するのに、相当な日数がかかってしまった。

もう、視力が良くなったと思ったので、六～七カ月くらいで仕事に就いた。

それから、今日まで紆余曲折をしながらも、日常生活に支障なくやってこれた。

ただし、遠い所や遠い文字を見るときには、メガネを掛ける必要があるので、いつも鞄の中に入れて置くことにしています。

II

眼の訓練方法

視力回復訓練法

一　まばたきをする。

二　視力表の文章の一行を、一文字ずつまばたきをしながら、ゆっくり読んでいく。

三 視力表の文章の一行を繰り返し、まばたきをしながらゆっくり読み返す。

四 体を左右に90度ずつ、ゆっくり横に振る。

五 まばたきをし、左右に体をゆっくり揺らしながら、視力表の文章を読んでいく。

視力表の活用

視力回復訓練では、左の視力表を用いる。
本の最後に1枚添付しているので、ご活用ください。

視力表

あい
ひかり
こうふく
すばらしい
けしきがみえる
あしどりもかるく
ありがとうございます

視力回復訓練の説明

一　まばたきをする。

まばたきをしながら、
ゆっくり
眼を閉じたり、開いたりして、
眼筋の緊張を取る。
また、涙を出して、
眼を潤すためにも必要である。

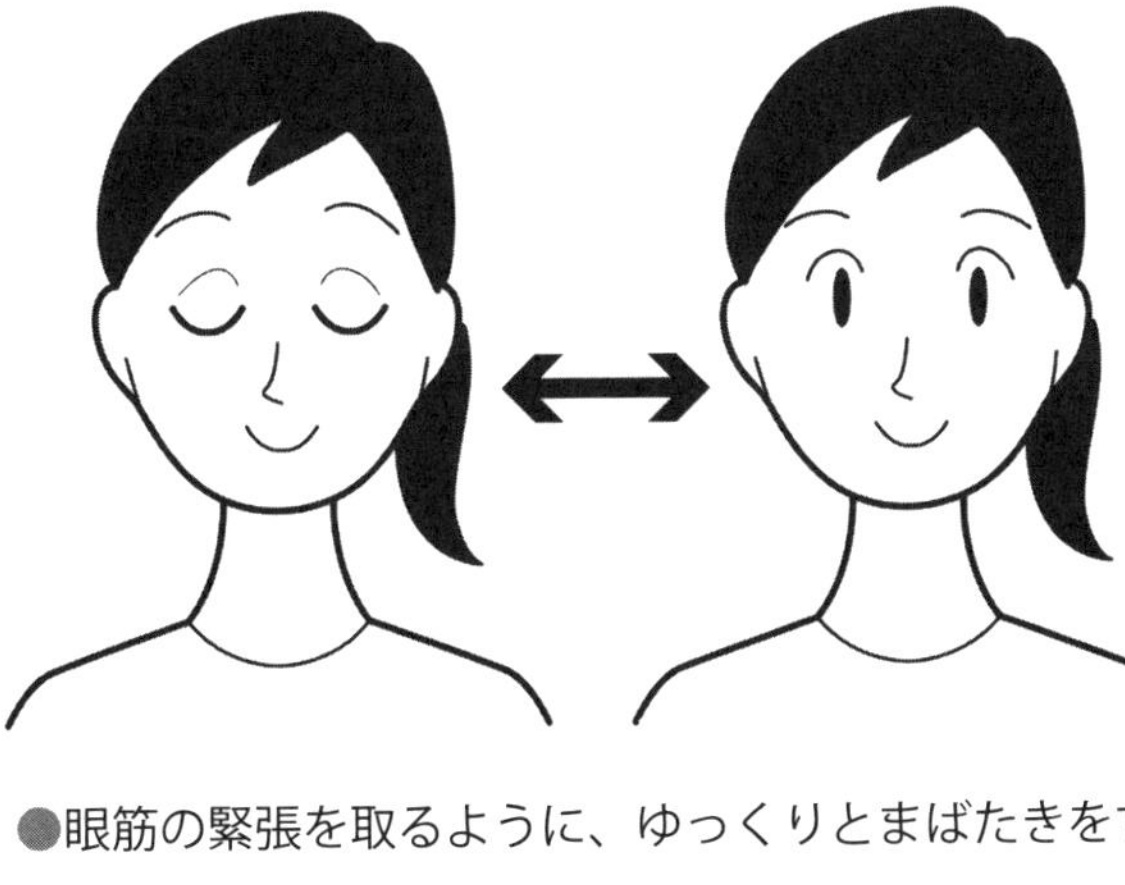

●眼筋の緊張を取るように、ゆっくりとまばたきをする

視力回復訓練の説明

二 視力表の文章の一行を、一文字ずつまばたきをしながら、ゆっくり読んでいく。

Ⅱ 眼の訓練方法

1
視力表の文章の一行を
上から下に順番に一文字ずつ
集中して、まばたきをしながら、
ゆっくり読んでいく。
これを繰り返していく。

2
同じようにして、
右の行から左の行に移り、ゆっくり、
一文字ずつまばたきをしながら読んでいく。
これを繰り返してください。

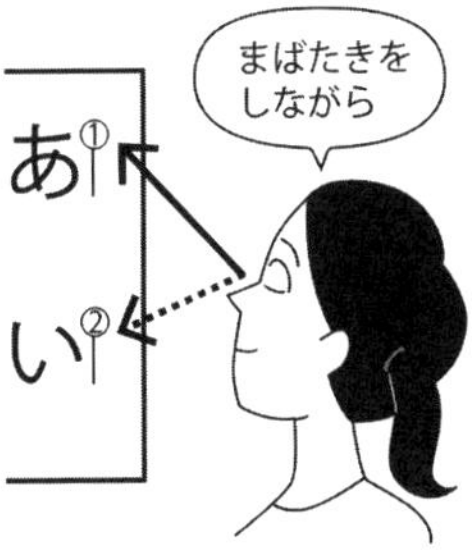

1 まずは一行を上から下へ
一文字ずつ読む

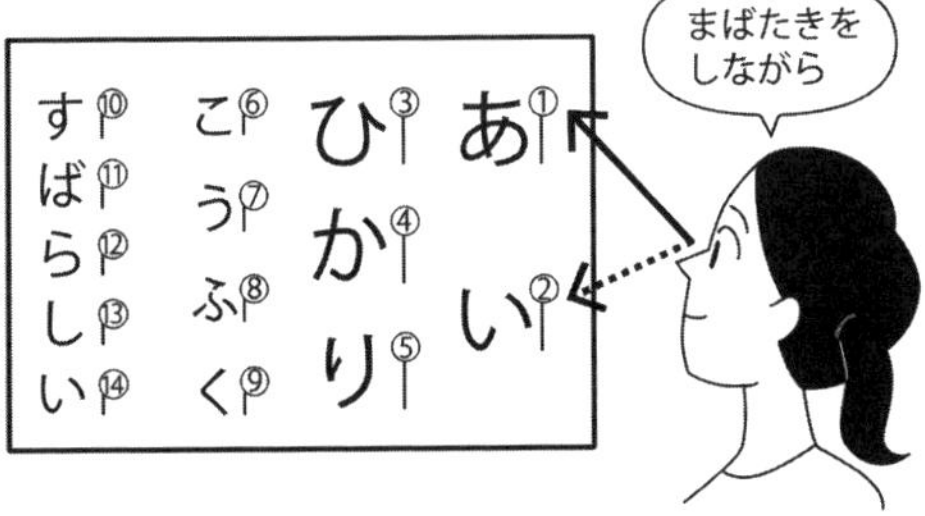

2 つぎに右の行から左の行
へ移り、一文字ずつ読む

視力回復訓練の説明

三 視力表の文章の一行を繰り返し、
まばたきをしながら
ゆっくり読み返す。

1 視力表の文章の一行を繰り返し、
まばたきをしながら
ゆっくり読んでいく。

2 そして、同じようにして、
文章の一行を、
まばたきをしながら
右から左に順番に読んでいく。

これを繰り返してください。

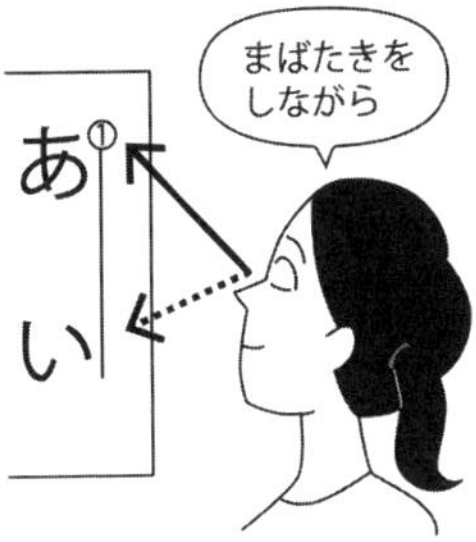

1 まずは一行を繰り返し読む

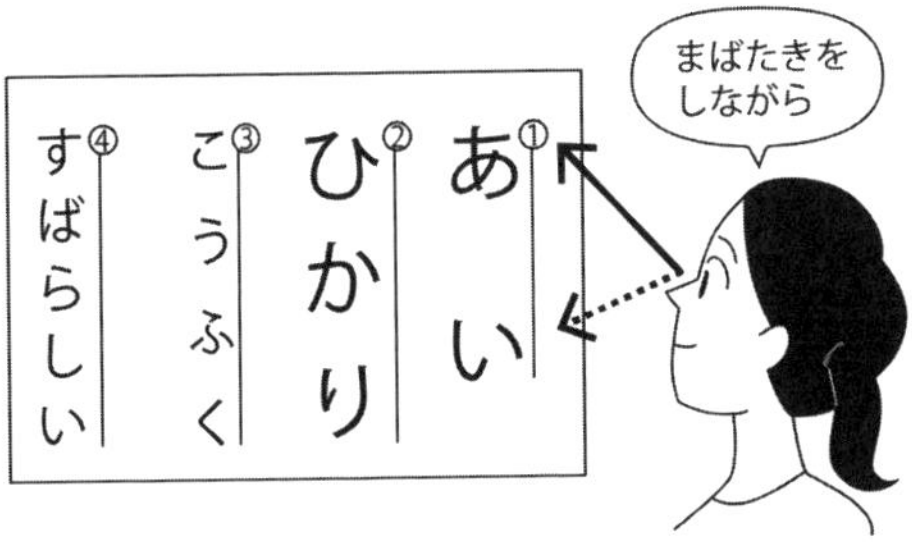

2 つぎに右から左へ順番に
一行ずつ読む

視力回復訓練の説明

四 体を左右に90度ずつ、ゆっくり横に振る。

〈26・27ページのイラストを見ながら行う。〉

体を左右に90度ずつ、ゆっくり振る。
左に振ったら右足の踵《かかと》を軽く上げる。
そして、まばたきをする。
それから、
右に振ったら左足の踵を少し上げて
まばたきをする。
これを繰り返す。
こうすることによって、眼筋の緊張を取ることができる。

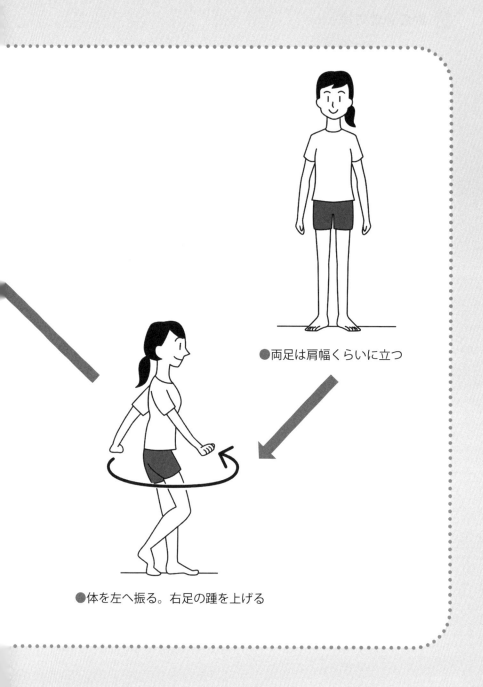

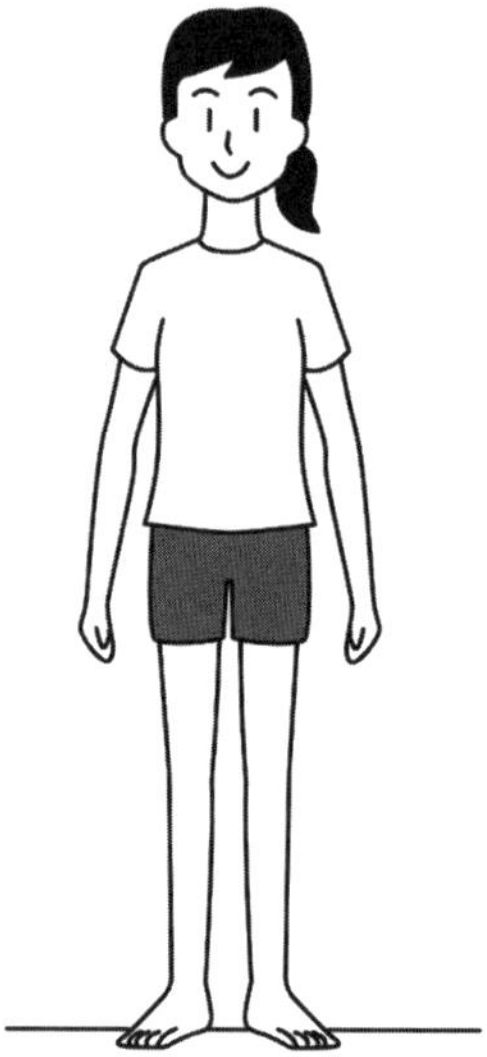

●両足は肩幅くらいに立つ

●体を左へ振る。右足の踵を上げる

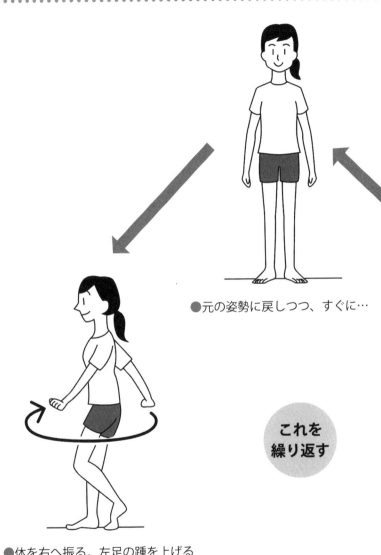

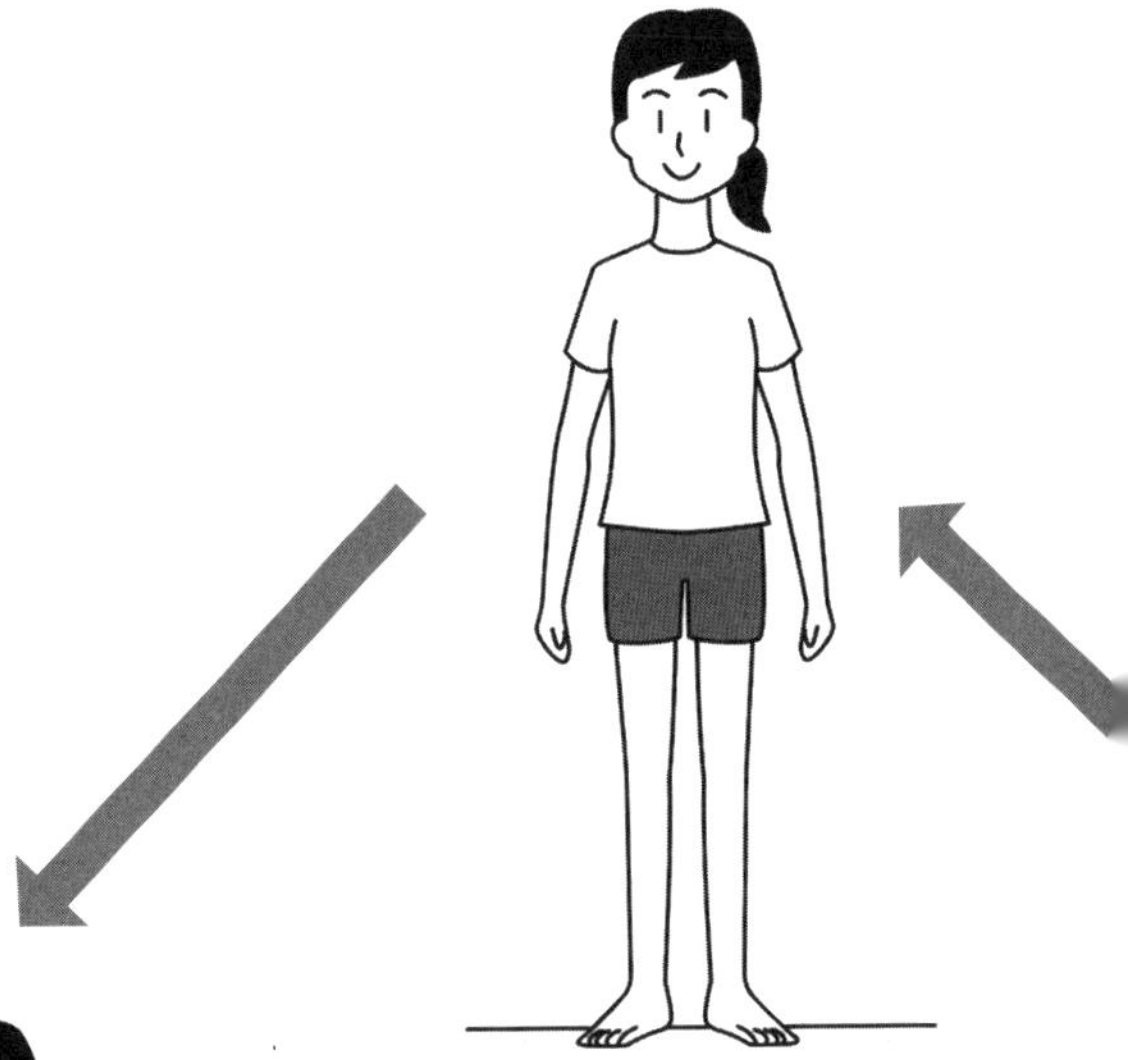

●元の姿勢に戻しつつ、すぐに…

●体を右へ振る。左足の踵を上げる

これを
繰り返す

視力回復訓練の説明

五 まばたきをし、左右に体を
ゆっくり揺らしながら、
視力表の文章を読んでいく。

視力表の大きな文字が
見える所まで
近付いてください。
そして、
体をゆっくりと
揺らしながら、
両眼で視力表の文字を読んでいきます。

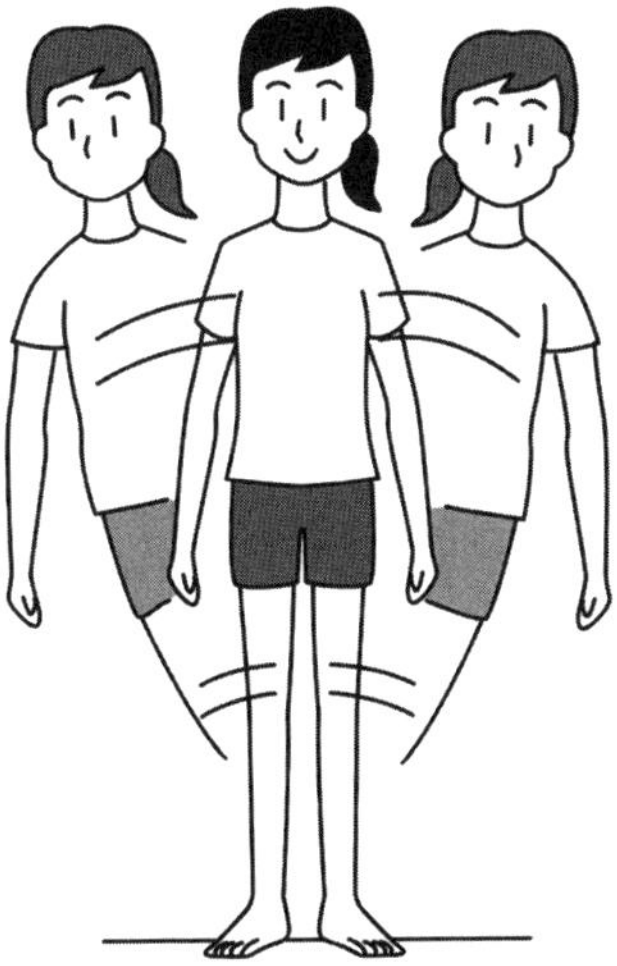

●体をゆっくりと左右に揺らしながら読む

1

二で説明したように、

視力表の文章の一行を、一文字ずつまばたきをしながら、

体を揺らして読んでいく。

しばらく、これを繰り返してください。

そして、順番に右から左の行に移り、

文章の一行を一文字ずつまばたきをしながら、

体を揺らしながら読んでいく。

これを繰り返します。

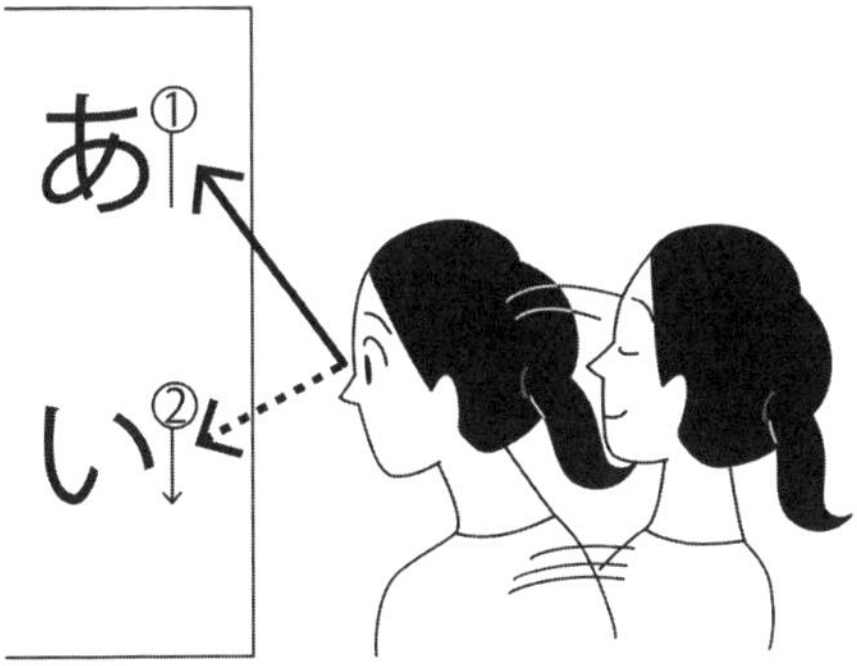

●まずは一行を上から下へ一文字ずつ読む

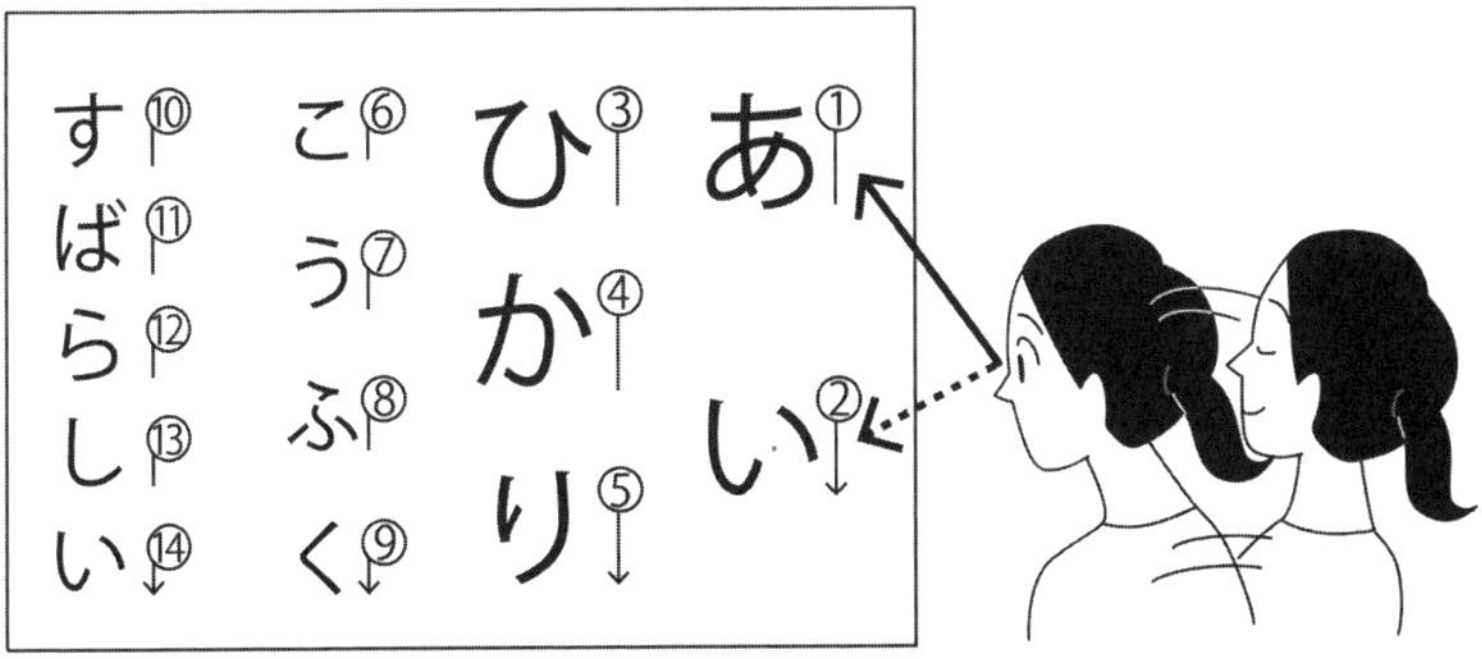

●つぎに右の行から左の行へ移り、一文字ずつ読む

2 次に、三で説明したように、
視力表の文章の一行を、
まばたきをしながら
体をゆっくり揺らしながら、読んでいく。
これをしばらく繰り返す。
そして、順番に右から左に、
まばたきをしながら
体をゆっくり揺らしながら文章の一行を読んでいく。
これを繰り返す。
慣れてきたら、1と2を交互に繰り返します。

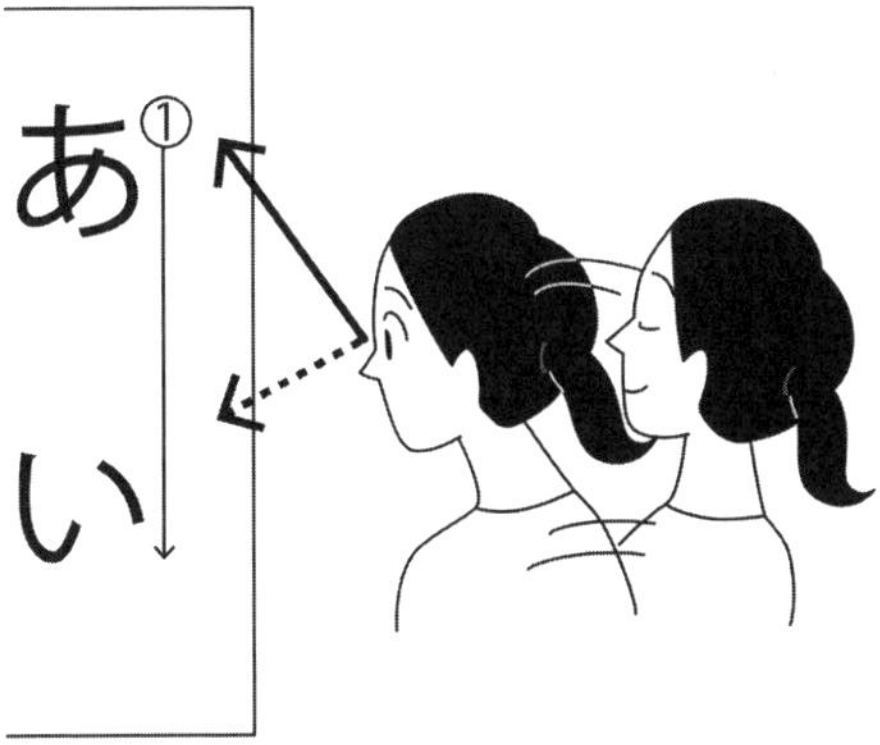

●まずは一行を繰り返し読む

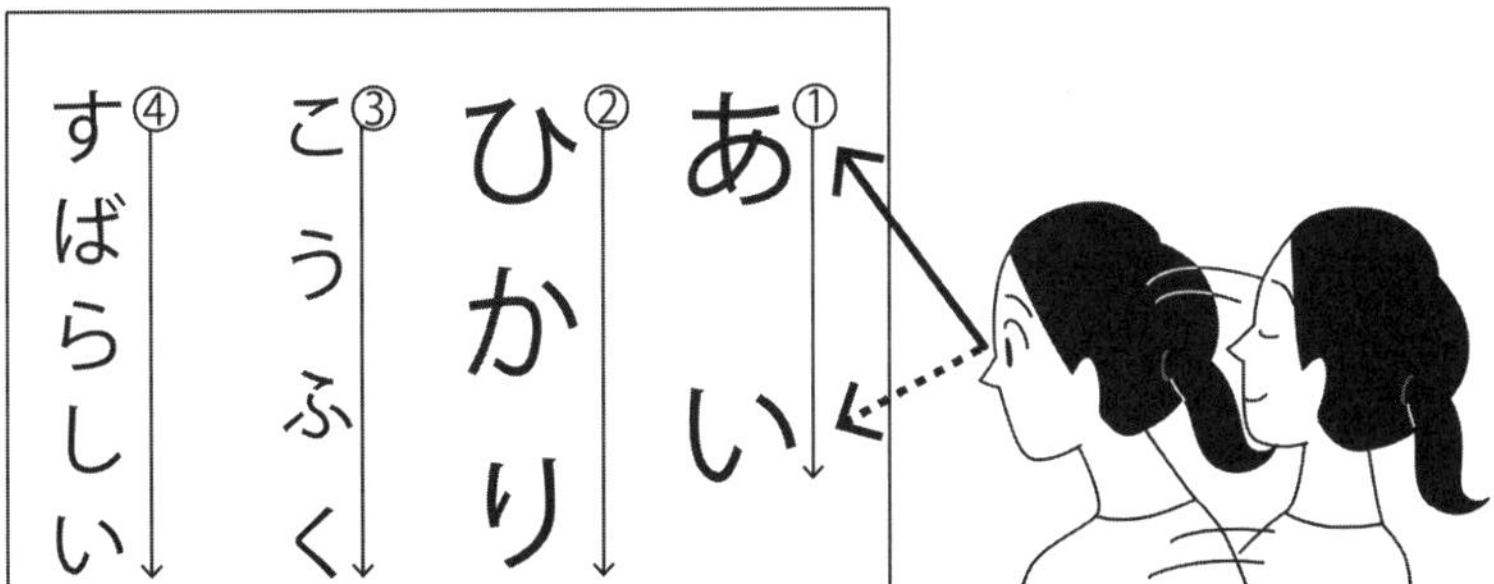

●つぎに右から左へ順番に一行ずつ読む

眼筋の緊張を取るには、相当な日数がかかる。
その人の眼筋の緊張の度合いによって違ってくる。
仕事をしながら視力回復訓練をするには、
時間を見つけてしなくてはならないので、
半年から一年くらいかけてやってください。
五つの視力回復訓練を、しっかり、繰り返し行って、
正常な視力を取り戻してください。

III

訓練するときの注意点

訓練するときには、
メガネを外して行ってください。
視界が曇っていても
メガネは外したままにする。
一日の訓練が終わったら、
視界がハッキリするまで、
必ずメガネを掛けてください。

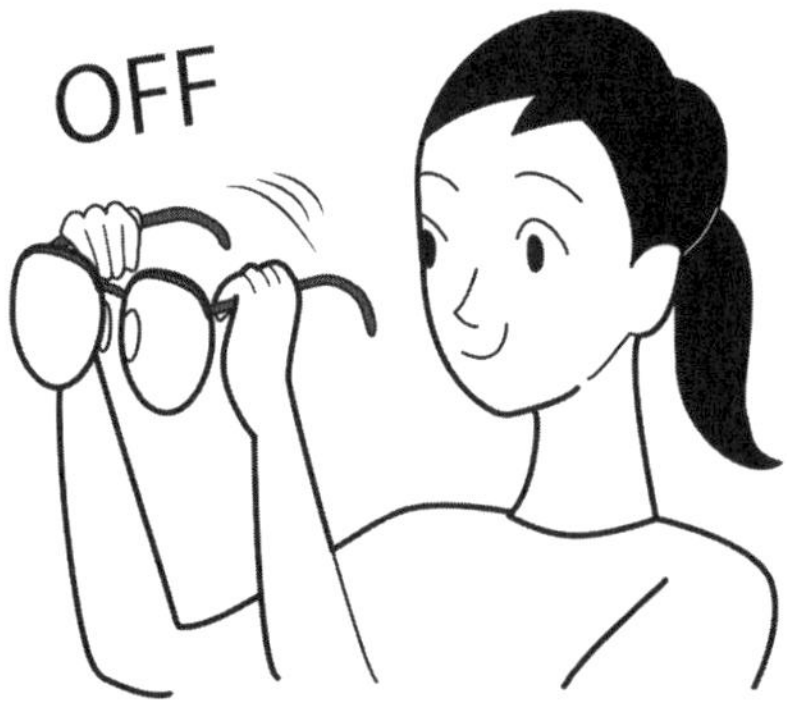

●視力回復訓練は、多少見えづらくても、メガネを外して行おう

Ⅲ 訓練するときの注意点

体の横振り運動をするときに、
メガネが動いたりする。
また、眼の眼筋の
緊張をとるためにも
メガネを外して
する必要があります。

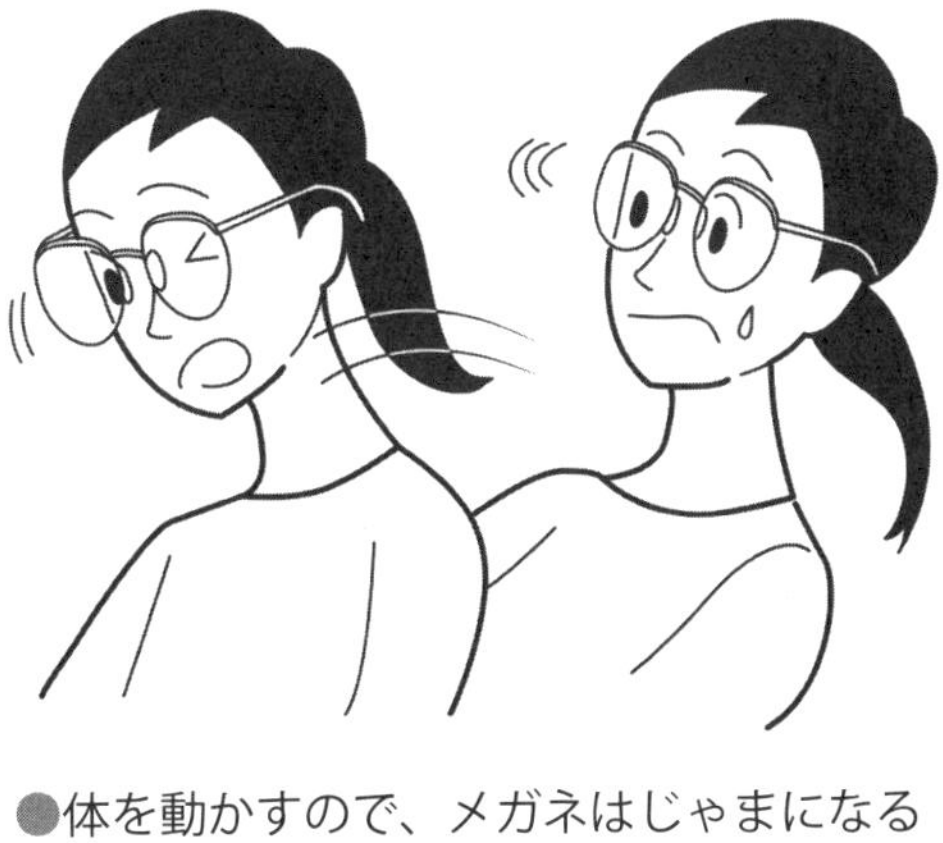

●体を動かすので、メガネはじゃまになる

訓練したあとは、
必ず、メガネを掛けてください。
視力が回復するまでは、
周りが曇ってしまっているので、
事故を起こす恐れがあるので
注意してください。

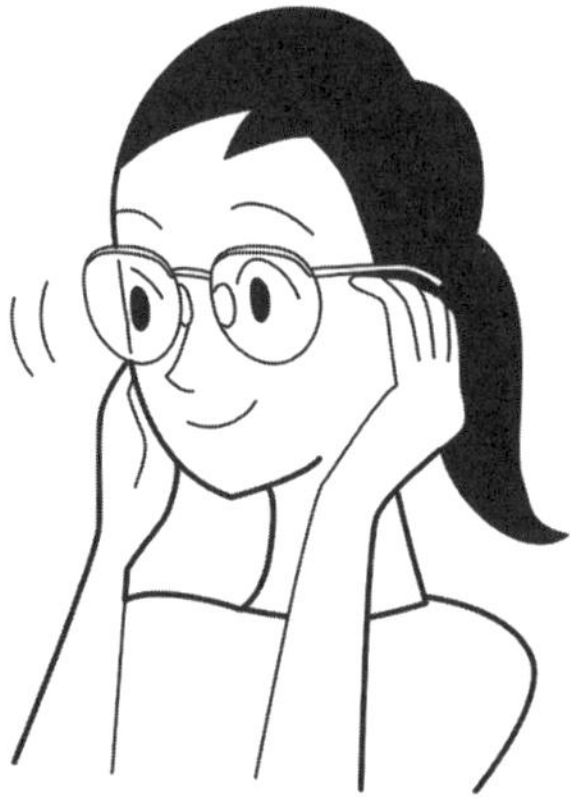

●強い近視の人は、訓練後にメガネを掛けること

Ⅲ 訓練するときの注意点

また、良くなってきたら、
メガネの度数を弱くして、
少しずつ視力を
回復した方がいいです。
仕事や生活面においても、
仕事を休まずに続けるには、
弱いメガネを掛けて
徐々に回復してください。

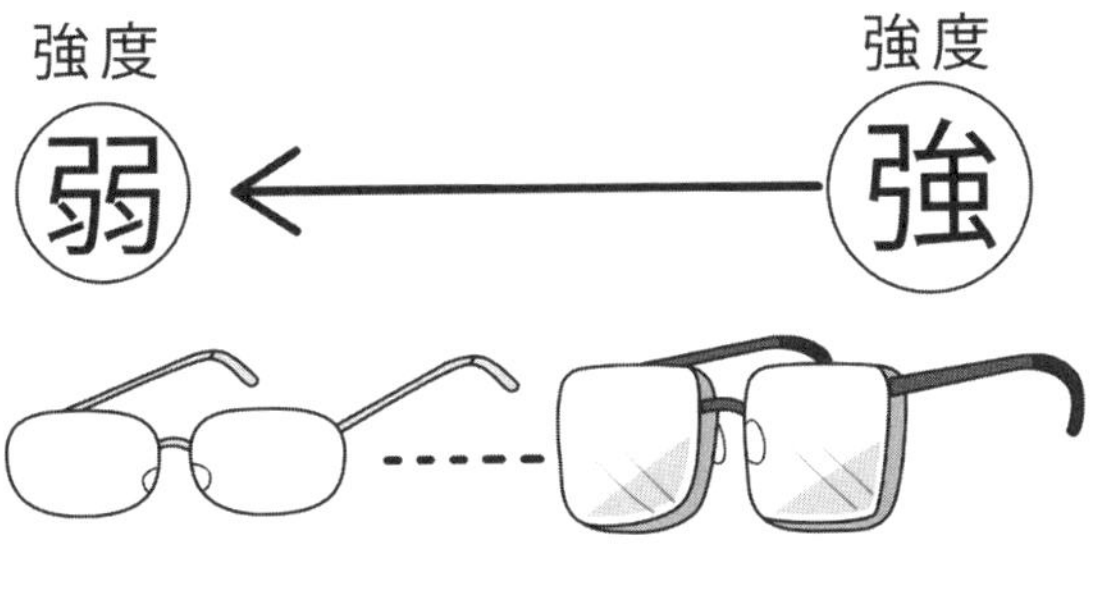

●視力の回復が見られたら、弱いメガネに変えていく

視力回復訓練をするときは、
畳の上でしないでください。
畳が磨り減ってぼろぼろになるので、
訓練をするときには、
板敷きの上か、公園などに行って、
土の上で行ってください。
また、日光に当たりながらすると、
眼のためにもいいです。

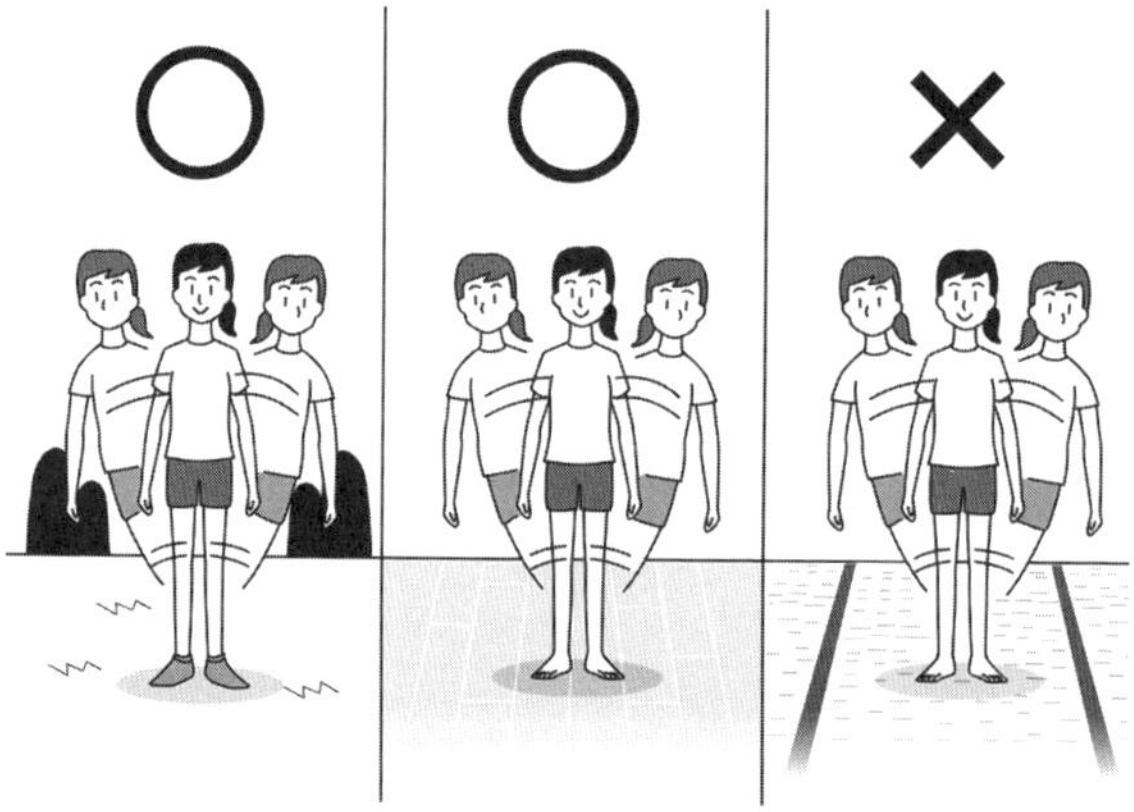

●畳の上はさけて、板敷きの上か土の上でやろう

Ⅲ 訓練するときの注意点

視力回復訓練をするときには、
軽く運動をするといいです。
ラジオ体操でもいいです。
急に視力回復訓練をすると
腰を痛めたりするので、
体の緊張を取ってから
する方がいいです。

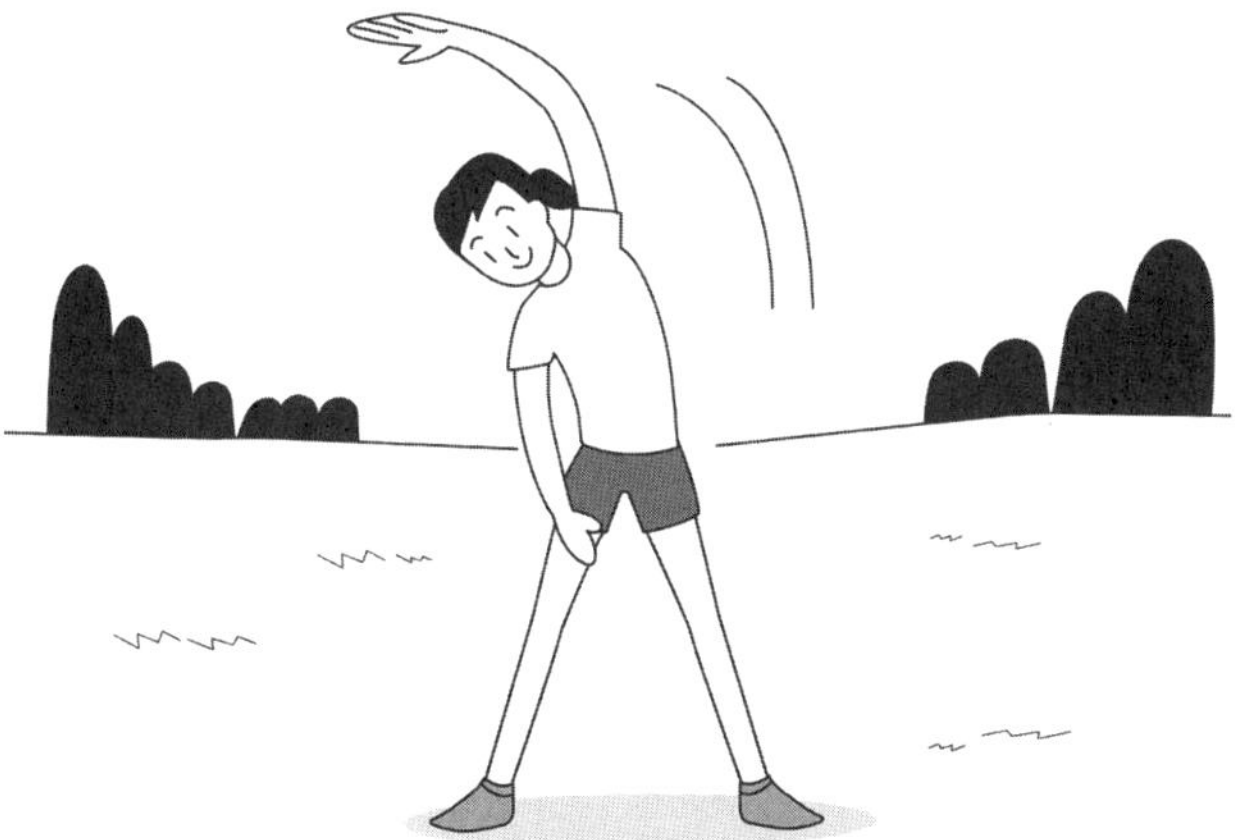

●準備運動、ストレッチなどで、全身の筋肉をほぐしておこう

あとがき

視力回復訓練をしていかがですか。
ベイツ博士の眼筋説を実証できましたか。
もう、メガネなしで普通の生活ができましたか。

ただし、メガネは遠い所や遠い文字を見るためにも、
鞄の中に入れて置いてください。

無理をしないで、
時間をかけて、視力回復訓練を続けてください。
一生、視力回復訓練を続けるなら、
生活に困ることはないです。

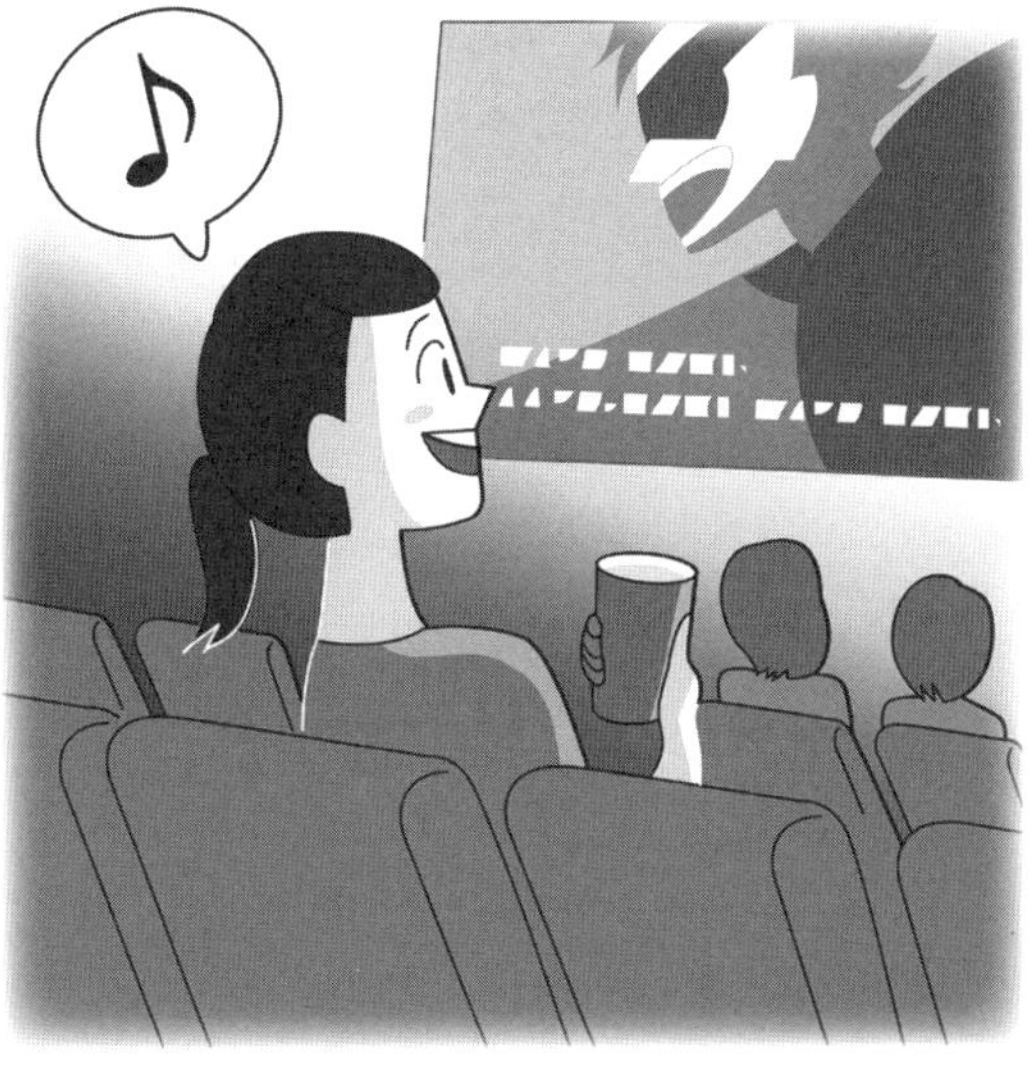

●一生良い目で、楽しい生活を

参考図書　眼がどんどんよくなる（ハロルド・ペパード著　高木長祥／横山博行訳）
昭和50年　青春出版社

著者プロフィール

磯貝 守夫（いそがい もりお）

昭和22（1947）年生まれ、愛知県出身。薬剤師

本文・カバーイラスト　いまい かよ

イラスト協力会社／株式会社ラポール　イラスト事業部

眼筋ゆるめて視力回復　かんたん眼の体操

2022年８月15日　初版第１刷発行

著　者　磯貝 守夫
発行者　瓜谷 綱延
発行所　株式会社文芸社
〒160-0022　東京都新宿区新宿1－10－1
電話　03-5369-3060（代表）
03-5369-2299（販売）

印刷所　図書印刷株式会社

ISBN978-4-286-23851-7